AF299264

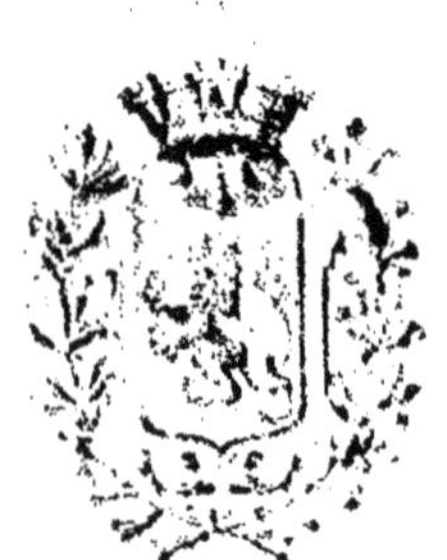

Dr Louis-Edmond BONNARD
Ex-interne lauréat des hôpitaux d'Alger

CONTRIBUTION A L'ÉTUDE

DE LA

TAILLE HYPOGASTRIQUE

CHEZ LES ENFANTS

LYON
A. STORCK & Cie, ÉDITEURS
1898

Dʳ Louis-Edmond **BONNARD**

Ex-interne lauréat des hôpitaux d'Alger

CONTRIBUTION A L'ÉTUDE

DE LA

TAILLE HYPOGASTRIQUE

CHEZ LES ENFANTS

LYON

A. STORCK & Cⁱᵉ, ÉDITEURS

1898

INTRODUCTION

La taille hypogastrique pour calculs vésicaux suivie de la fermeture totale de la vessie est depuis quelques années admise et pratiquée par le plus grand nombre de chirurgiens. Des statistiques intéressantes ont paru ; mais c'est chez les enfants calculeux que ce mode de traitement de la plaie vésicale s'est de l'avis de presque tous montré supérieur.

Pendant notre dernière année d'internat il nous a été donné d'observer en peu de temps, dans le service de M. le professeur Curtillet, trois cas de cystotomie suspubienne avec suture immédiate de la vessie chez des enfants calculeux.

Malgré les récents et importants travaux qui ont paru sur cette question, nous avons pensé faire œuvre utile et intéressante en rapportant ici ces observations : d'autant plus qu'elles présentent quelques points nouveaux de technique opératoire.

Nous leur avons enfin ajouté les quelques observations nouvelles parues dans ces dernières années afin de mettre en quelque sorte la chose au point et en tirer si possible des conclusions de quelque valeur.

Dans cette monographie nous étudierons donc la taille

hypogastrique pour calculs vésicaux et les résultats que donne la suture totale uniquement chez les enfants et nous diviserons notre travail de la manière suivante :

Dans un premier chapitre nous résumerons aussi brièvement que possible l'historique de la question. Puis après un court aperçu des conditions anatomiques qui chez l'enfant rendent la vessie particulièrement favorable à cette taille et à la suture nous étudierons les avantages de la taille hypogastrique sur les autres opérations, ceux de la suture sur le drainage ; nous exposerons nos observations, enfin la discussion du manuel opératoire de la suture, les soins consécutifs formeront autant de chapitres.

De l'ensemble de cette étude nous tirerons les conclusions qu'elle comporte.

Avant d'entrer dans notre sujet, nous avons un devoir bien doux à accomplir : remercier M. le professeur Curtillet qui nous a accueilli d'une façon si bienveillante dans son intéressant service où nous avons puisé les éléments de notre travail, et qui nous a constamment guidé de ses conseils. Que mes chers maîtres dans les hôpitaux MM. Bruch, Vincent, Merz, Cochez dont j'ai eu l'honneur d'être l'interne reçoivent ici l'hommage de ma profonde gratitude.

A tous mes maîtres de l'École d'Alger et de la Faculté de Lyon j'adresse mes sincères remerciements.

Que M. le professeur Poncet qui a bien voulu me faire l'honneur d'accepter la présidence de cette thèse veuille bien agréer l'hommage de ma respectueuse reconnaissance.

L. BONNARD.

HISTORIQUE

La première taille hypogastrique fut exécutée en 1560 par Franco, qui extirpa ainsi sur un sujet de quinze ans un volumineux calcul qu'il n'avait pu retirer par la voie périnéale. Pendant des siècles et jusqu'à il y a trente ans à peine, elle fut rarement pratiquée.

Depuis 1826 Civiale préconisait la lithotritie même chez les enfants et avec les perfectionnements qu'elle a subis (litholapaxie de Bigelow) elle est encore pratiquée par nombre de chirurgiens : Leroy d'Etiolles (1838), Dolbeau (1854), Jobert de Lamballe (1862), la défendent, et le professeur Guyon, dans ses cliniques, s'en déclare à plusieurs reprises partisan.

De même la taille périnéale, connue de toute antiquité, restait encore il y a quelques années, sous l'influence des idées des chirurgiens des Indes anglaises et de Turquie, la méthode de choix.

Cependant grâce à l'antisepsie et à la technique du drainage la taille hypogastrique fut remise en honneur du moins pour l'adulte et ses succès eurent bientôt leur répercussion dans la chirurgie infantile. Combattue d'abord par Tillaux, la cystotomie sus-pubienne chez l'enfant fut enfin réhabilitée par Charles Monod en 1882 dans son rapport à la Société de chirurgie où il apportait 48 observations de taille chez l'enfant toujours suivies de succès et concluait « que cette méthode était excellente ». Enfin la suture primitive de la vessie mieux connue et mieux pratiquée apportait un sérieux avantage à la taille hypogastrique sur les autres méthodes. Très bien exposé dans les thèses précédentes de Dietz (1890, Paris), de de Vlaccos (1891, Paris), de Nadaud (Bordeaux, 1894), l'historique de la cystorrhaphie ne nous arrêtera que fort peu. C'est Sollingen (1698) qui, le premier, parla de suture. Les premiers résultats parurent peu encourageants et Belmas en 1827 disait que « revenir à la suture vésicale serait ramener la chirurgie à sa première enfance ».

Depuis, des recherches expérimentales nouvelles pleines d'intérêt furent entreprises sur la cystorrhaphie, par Vincent, de Lyon (1881), Bouley (1883), Brenner (1887) et confirmèrent la possibilité de la suture immédiate de la vessie, bien établie d'ailleurs par les faits cliniques. Comme le disait M. le professeur Guyon : « la vessie ne demande qu'à se réunir ».

Les opérations de Kaske, d'Israël, de Nitze et Keyes, de Küster, Gibbons et Parker, de Bramann et, en France, de MM. Tuffier, Albarran, Guyon, Ricard et autres, ont montré assez quels bénéfices, à l'avenir, il y aurait lieu d'attendre d'un procédé simple en apparence, sûr en ses résultats définitifs (1).

(1) Larrey, *Gazette des Hôpitaux*, n° 81 (1892).

APERÇU ANATOMIQUE
SUR LA VESSIE DE L'ENFANT

L'anatomie devant toujours guider le chirurgien dans ses déterminations et le choix de ses procédés opératoires, il est naturel de placer ici quelques considérations anatomiques sur la vessie de l'enfant. D'ailleurs elles seront courtes, ne voulant pas faire une étude détaillée de la vessie dans le jeune âge. Qu'il nous suffise de dire que dans ce petit aperçu nous avons largement profité des thèses de MM. Paul Delbet (Paris, 1895) et Mayet (Paris, 1896).

Forme. — Celle-ci varie à mesure que le sujet avance en âge. Tout d'abord elle garde longtemps la forme de l'organe d'où elle tire son origine : le pédicule de l'allantoïde. Fusiforme pendant les premiers mois de la vie, elle prend peu à peu la forme d'un ovoïde très allongé, à grand diamètre oblique en haut et en avant et à grosse extrémité inférieure. Elle est donc plutôt pyriforme. Cette forme se modifie sans cesse pendant l'enfance et la jeunesse en se rapprochant du type adulte, c'est-à-dire de la vessie sphérique. Ce fait a une assez grande importance au point de vue de la situation de la vessie. En effet la vessie pyriforme reste abdominale dans une plus ou moins grande étendue; la vessie sphérique est nettement pelvienne.

Or, Mayet arrive aux conclusions suivantes sur la fréquence de la vessie sphérique aux différentes périodes de l'enfance (nous entendons par là jusqu'à quinze ans):

1° Avant sept ans elle est exceptionnelle;

2° A partir de sept ans la proportion est d'environ 15 p. 100;

3° L'époque de la puberté, quatorze à seize ans, est celle où les vessies deviennent généralement pelviennes.

Du même coups, se trouve ainsi établi le fait de la situation surtout abdominale de la vessie dans le jeune âge, fait déjà étudié autrefois par Harrison de Londres et Czerny d'Heidelberg. Ajoutons que si on la distend elle se développe largement dans la cavité abdominale du côté de la paroi laissant en arrière un espace où les anses intestinales peuvent se loger.

RAPPORTS : *Cul-de-sac prévésical.* — Paul Delbet affirme que chez l'enfant où la vessie est abdominale le cul-de-sac est plus élevé que chez l'adulte, toutes proportions gardées. Mayet qui a fait sur ce sujet des recherches très minutieuses à différents âges conclut que :

1° Chez le nouveau-né et avec une forte distension vésicale il existe toujours une distance considérable entre le pubis et le cul-de-sac;

2° Chez les enfants de cinq à six ans à l'état de vacuité le péritoine descend jusqu'au niveau de la symphyse. Avec une distension assez forte il remonte facilement à 2 ou 3 centimètres au-dessus;

3° A partir de douze à quatorze ans les dispositions se rapprochent de plus en plus de celles de l'adulte.

Ces conclusions ont été confirmées dans nos trois observations et dans trois expériences cadavériques que nous rapportons plus loin.

Ajoutons que le péritoine chez l'enfant se décolle facilement de la vessie et que le doigt le remonte avec une grande facilité.

En arrière le cul-de-sac descend très bas et le péritoine tapisse en général la face inférieure de la prostate d'où la facilité de le blesser dans la taille périnéale.

Cavité de Retzius. — L'espace prévésical est minime chez l'enfant. La vessie est accolée à la symphyse comme l'a démontré Mayet.

L'espace existe cependant mais celluleux, lâche, Paul Delbet l'a rarement rencontré comblé par de la graisse.

Vascularisation. — Le professeur Guyon a depuis longtemps attiré l'attention sur la faible vascularisation de la vessie de l'enfant. Les artères sont beaucoup moins volumineuses tout en présentant le nombre et le trajet de celles de l'adulte. Quant aux veines il n'existe encore presque rien de ce riche plexus décrit par Gillette chez l'adulte. Le plexus de Santorini n'existe pas. Le système veineux ne prendra de l'importance qu'au moment de la puberté.

En résumé la situation abdominale, la hauteur du cul-de-sac péritonéal, son décollement facile, l'absence de cavité de Retzius et la faible vascularisation rendent la vessie de l'enfant beaucoup plus favorable que celle de l'adulte à la taille sus-pubienne.

CRITIQUE DES DIFFÉRENTES OPÉRATIONS
FAITES POUR L'EXTRACTION DES CALCULS

Avantages de la taille hypogastrique

Le calcul diagnostiqué, quelle méthode de traitement choisir : la taille périnéale, la lithotritie ou la taille hypogastrique ? Nous avons vu dans l'historique que toutes les trois avaient encore, il y a fort peu de temps, également leurs partisans.

La taille périnéale longtemps en honneur a certainement donné de bons résultats.

M. de Saint-Germain la conseille dans son *Traité des maladies des enfants* et les chirurgiens des Indes la pratiquent encore.

Assurément elle a pour elle des avantages chez l'enfant : le peu de vascularisation du périnée, par conséquent l'absence d'hémorragie, la facilité avec laquelle elle conduit sur la vessie, la simplicité de l'intervention, l'absence de drainage ; mais aussi elle présente de bien grands inconvénients.

Le principal est la section des canaux éjaculateurs qui amène à sa suite l'atrophie testiculaire. Ajoutons la possibilité de blesser le rectum puisque Guersant accuse trois fistules recto-vésicales sur cent tailles ; celle de l'ouverture du cul-de-sac recto-vésical, la persistance possible d'une fistule urinaire, enfin l'insuffisance fréquente de l'incision pour l'extraction des gros calculs, on comprendra pourquoi la taille périnéale est très inférieure aux autres procédés et est à juste titre aujourd'hui délaissée.

La lithotritie est encore d'après l'avis de certains chirurgiens une excellente opération chez l'enfant. M. Mayet dans une thèse récente (1897), inspirée par M. le professeur Guyon, s'en montre absolument partisan. Il parle bien entendu de la lithotritie en une seule séance suivie de l'évacuation immédiate des débris par l'aspiration. Ainsi faite il la regarde comme le procédé de choix donnant de meilleurs résultats que chez l'adulte et il ne lui reconnaît que deux contre-indications : le volume et la dureté de la pierre. Dans ces deux derniers cas seulement il y aurait lieu de recourir à la taille suspubienne.

Néanmoins depuis 1884 *la taille hypogastrique* est de plus en plus en honneur. c'est qu'elle est un procédé sûr, où le chirurgien n'agit pas en aveugle.

La lithotritie demande une expérience et une habileté que peut seule donner une longue pratique. Il est donc naturel que M. le professeur Guyon, qui est un véritable virtuose de la lithotritie, s'en montre le défenseur.

La taille hypogastrique au contraire est à la portée de tous, elle peut être pratiquée avec de simples instruments de trousse.

Aussi aujourd'hui a-t-elle conquis la confiance de la plupart des chirurgiens.

Mayet par des statistiques intéressantes en montre les résultats devenant de jour en jour meilleurs. Dans une récente séance de la Société de chirurgie de Lyon, MM. Albertin, Aubert, Nové-Josserand et Chandelux la proclament la méthode de choix chez les enfants.

Manuel opératoire. — La taille hypogastrique devant nous occuper spécialement dans ce travail nous allons exposer d'abord son manuel opératoire chez le jeune sujet.

Avant de commencer l'opération il importe de remplir convenablement la vessie en se guidant sur la sensation de résistance et la matité aisément perçue à la percussion.

Le toucher rectal combiné à la palpation abdominale d'après le conseil de M. le professeur Guyon donne aussi de précieux renseignements.

Faut-il se servir du ballon rectal de Petersen comme le préconise M. de Saint-Germain ?

Sur ce sujet nous serons de l'avis de la plupart des auteurs ; pour la recherche et l'incision de la vessie chez l'enfant, sans croire la distension rectale nuisible nous la croyons absolument inutile.

La vessie de l'enfant, nous l'avons vu, est presque toujours abdominale, l'injection a pour effet de l'appliquer directement contre la paroi ; elle est donc en général facile à trouver. Si nous avons utilisé la distension rectale pour nos malades ce n'est pas pour faciliter la taille, mais en vue de la suture immédiate, pour laquelle elle nous a paru d'une réelle utilité.

Pour l'incision il faut avoir soin de bien tenir toujours la ligne médiane. Elle doit être de quatre à six centimètres. Le tissu adipeux péri-vésical n'existant pour ainsi dire pas on tombe rapidement sur la face antéro-inférieure de la vessie. Le refoulement du cul-de-sac s'opère chez l'enfant avec une remarquable aisance, enfin la ponction et l'incision de la vessie doivent être faites exactement sur la ligne médiane, cette incision de la vessie aura avantage à être faite petite tout d'abord, quitte à l'agrandir ensuite si les besoins l'exigent.

Une fois le calcul enlevé deux méthodes se présentent : 1° le drainage ; 2° la suture.

Dans chacun de ces procédés il s'agit d'étudier les avantages, les inconvénients et les résultats.

Méthode du drainage. — La suture partielle de la vessie avec drainage intra-vésical est depuis quelques années régulièrement pratiquée à l'hôpital Necker, selon le procédé de M. le professeur Guyon depuis surtout que les tubes-siphons qui portent son nom ont fourni pour le drainage toutes les garanties désirables. L'opération achevée, la vessie est suturée au catgut dans les deux tiers inférieurs de son incision ; à l'angle supérieur de l'incision vésicale M. Guyon laisse un orifice dans lequel il introduit ses tubes siphons qui sont maintenus par deux crins de Florence fixés à la peau. Dans l'angle inférieur de la plaie cutanée, au-dessous des tubes, on place une mèche de gaze iodoformée ou salolée pour drainer la cavité de Retzius.

Enfin M. Guyon place d'emblée une sonde à demeure. Nous n'insisterons pas plus longuement sur cette installation du drainage dont la description se trouve dans tous les traités.

Voyons si cette pratique qui donne chez l'adulte d'excellents résultats est aussi favorable chez les enfants.

Gordon (thèse de Paris 1889) s'en montre absolument partisan. M. Chalot la conseille chez l'adulte avec quelques réserves pour ce qui concerne les enfants.

Arqué (thèse de Montpellier 1897), avec M. le professeur Estor, reproche au drainage tel que nous venons de l'exposer d'être peu applicable chez le jeune enfant où la vessie n'est pas suffisamment spacieuse pour permettre l'introduction d'un double tube de calibre suffisant. Dès lors le fonctionnement de l'appareil ne serait plus assuré. M. Estor, partisan du drainage, remplace les tubes-siphons de Guyon par un appareil ingénieux, celui-ci se compose d'un tube en verre mince de 6 millimètres de diamètre, ce tube affecte la forme d'un angle droit dont les deux branches inégales mesurent l'une 7 centimètres, l'autre 12 centimètres. Il est introduit dans un tube en caoutchouc qui le recouvre de toutes parts et le dépasse de 2 millimètres du côté de la petite branche et de 8 à 10 du côté de la grande où il se raccorde à un autre tube en caoutchouc d'une longueur suffisante pour atteindre le bocal qui doit recevoir l'urine.

Le drainage réalisé par l'un de ces deux procédés fournit en général une guérison parfaite avec une moyenne de trente à quarante jours.

Mais nous insisterons sur un point : la difficulté de maintenir en place chez l'enfant les tubes-siphons. Tous les auteurs sont d'accord sur ce point et M. Legueu s'en préoccupe longuement dans sa communication au 6ᵉ Congrès de chirurgie : Mayet cite aussi un cas d'impossibilité de l'emploi des tubes, c'est là l'une des grandes difficultés de la taille sus-pubienne de l'enfant pratiquée sans suture primitive.

2° *Suture primitive complète de la vessie.* — En présence donc des accidents du drainage dont nous avons déjà parlé : difficulté de maintenir les tubes-siphons chez les enfants, possibilité de l'infection secondaire, en présence aussi de la longueur du traitement, les chirurgiens comprirent qu'il y avait mieux à faire.

Tout invitait à la suture ; aussi voyons-nous M. Legueu au 6° Congrès de chirurgie faire en sa faveur un important plaidoyer. Sans discuter ici les divers procédés de suture vésicale nous allons exposer d'après M. Legueu le procédé actuellement employé à l'hôpital Necker.

Un premier plan fait au catgut comprend une série de points séparés distants les uns des autres de 8 à 10 millimètres ; chaque fil est enfoncé à peu près à 3 millimètres du bord de la plaie et traverse complètement toutes les couches de la paroi vésicale y compris la muqueuse. Par-dessus ce dernier plan de sutures on en fait un second plus superficiel de renfort et de précaution avec du fil de soie ; chaque point, fait à la manière de la suture intestinale de Lambert, pénètre dans les couches externes de la vessie sans toucher à la muqueuse. Albarran recommande de dépasser les limites de l'incision vésicale de manière à assurer au mieux la fermeture hermétique.

La suture de la paroi abdominale est faite par deux plans. M. Albarran conseille aussi de placer à la partie inférieure de la plaie un drain d'attente mais de ne le laisser qu'un jour ou deux si tout marche bien.

Enfin après la taille avec suture totale, on peut mettre une sonde à demeure, faire des cathétérismes répétés ou laisser le malade uriner seul.

Résultats. — Après l'exposé sommaire des deux méthodes, examinons maintenant les résultats qu'a pu fournir jusqu'ici la taille hypogastrique avec ou sans suture primitive.

En 1886 Gross de Nancy insistait longuement sur les bons résultats de la taille sus-pubienne chez l'enfant et apportait à l'appui de son dire des statistiques convaincantes.

Mayet a pu réunir 522 cas de taille hypogastrique pratiquée entre zéro et quinze ans, dont 431 sans suture vésicale et 91 avec suture.

Nous ne reproduisons pas ici ces statistiques. Il nous suffit de dire qu'elles donnent à peu de chose près le même pourcentage de guérisons.

Comme le fait remarquer M. Mayet, chez l'adulte les résultats de la suture primitive sont loin d'être arrivés encore à cette perfection.

Chez l'adulte quand la suture ne réussit pas il en résulte presque toujours des phénomènes graves : infiltration, suppuration. Il est au contraire bien rare qu'il en soit ainsi chez l'enfant. Ceux qui se sont occupés de cette question, Alexandrow en particulier, attribuent ce fait à un moindre degré d'infection de l'urine à cet âge. M. Legueu cite cependant des cas de vessies infantiles nettement infectées et ayant donné une réunion *per primam*. L'état des parois est meilleur, la vitalité des tissus est plus intense et la facilité bien connue avec laquelle toute solution de continuité se cicatrise chez l'enfant suffisent déjà à expliquer les heureux succès de la suture.

Enfin dans notre aperçu anatomique nous avons insisté sur certaines particularités de la vessie infantile, qui certes ne sont pas sans jouer un grand rôle, nous voulons parler de sa conformation, du peu d'importance de la cavité de Retzius et surtout de la faible vascularisation. Mais il ne suffit pas d'étudier simplement la statistique des guérisons pour juger les méthodes ; les suites et le temps employé à obtenir ces guérisons ont bien aussi leur importance. La durée du traitement doit entrer en ligne de compte dans le choix de la méthode surtout lorsqu'il s'agit d'un enfant, naturellement indocile et qui supporte mal un trop long séjour au lit.

« Avec le tube de Périer, dit M. le docteur Jeannel (1), les malades guérissent fort bien sans doute, mais ils gardent une fistule vésicale qui peut durer facilement un mois.

« La guérison est lente et surtout la vessie peut s'infecter à travers les tubes ou encore la suppuration de la plaie abdominale peut se propager à la vessie. »

Pour la suture la guérison peut se faire de deux façons : ou bien on a une réunion par première intention, ou bien il survient un petit accident, un suintement, on a alors une réunion plus ou moins incomplète. Dans le premier cas la durée du traitement d'après les observations serait d'environ dix à douze jours. Dans le deuxième cas si la suture a été surveillée et qu'on intervienne à temps, il est démontré que jamais la durée du traitement n'a dépassé celle de la taille ouverte. Or M. Legueu nous donne de précieux renseignements dans sa revue générale. Sur 36 cas de suture dont 24 appartiennent à Alexandrow 32 fois il y a réunion primitive d'emblée.

---

(1) *Archives médicales de Toulouse*, février 1898.

Cependant M. le professeur Guyon s'en rapportant à sa longue pratique personnelle croit à une fréquence beaucoup plus grande d'un léger suintement d'urine qui ne serait pas mentionné par les auteurs. Ce suintement passe souvent inaperçu et n'assombrit pas le pronostic, mais il montre la nécessité de l'application d'un drain d'attente. On peut l'enlever au quatrième jour, la période dangereuse passée, et la cicatrisation s'opérera rapidement.

Comme M. Albarran le préconise, on peut en même temps que ce drain placer un fil d'attente qu'on n'aura qu'à serrer au moment de l'ablation du drain.

M. Legueu recommande sérieusement cette pratique chez l'adulte mais il ne croit pas à l'opportunité du drain chez l'enfant en raison du peu d'importance de la cavité de Retzius. La plupart des chirurgiens ne sont pas de cet avis.

En raison du léger suintement dont nous avons déjà parlé ou d'un accident possible il vaut mieux drainer quelques jours ; conduite plus prudente et qui n'allonge pas sensiblement la durée du traitement.

Pour que la suture réussisse il faut que la vessie se vide régulièrement. Pour assurer l'évacuation de la vessie il y a plusieurs méthodes : certains chirurgiens laissent leurs malades uriner seuls toutes les trois ou quatre heures, d'autres font sonder leurs malades d'une façon régulière. Quoique ces manières de faire aient à leur actif des succès nous pensons avec M. Sorel qu'elles ne sont applicables que si l'on est sûr que le malade sera soumis à une surveillance active et intelligente, ces conditions ne sont pas toujours faciles à réaliser. aussi la plupart des opérateurs trouvent préférable de placer une bonne sonde à demeure.

Or la principale objection opposée à la cystorrhaphie serait l'impossibilité de mettre une sonde à demeure chez l'enfant. Notre maître M. le professeur Curtillet avoue n'avoir trouvé là aucune difficulté. Dans nos trois observations personnelles, de même que dans une autre observation de M. Jeannel de Toulouse, la sonde à demeure a toujours été d'une application facile et bien tolérée. Nous avons laissé la sonde à demeure environ six jours chez nos malades. Peut-être aurions-nous eu avantage à la retirer plus tôt, en tous cas nous n'avons trouvé là aucun inconvénient sérieux. Les lavages consécutifs sont inutiles à part certaines indications spéciales.

De cette longue discussion nous dégageons que la suture primitive chez l'enfant est assurément préférable au drainage. Mais est-elle toujours praticable ? En un mot a-t-elle des contre-indications ? A cela nous répondrons que s'il en existe elles sont du moins très rares chez l'enfant. Nous avons vu que l'hémorrhagie était bien moins à craindre que chez l'adulte. La cystite et un léger degré d'infection ne la contre-indiquent pas. Dans un récent article du *Lyon médical*, M. Albertin prétend qu'on ne doit pas plus suturer une vessie infectée qu'on ne ferme une plaie dans les mêmes conditions. Nous ferons remarquer qu'ici la comparaison n'est pas juste. La vessie est naturellement drainée par le canal de l'urèthre qui sert à l'évacuation du contenu vésical et à des lavages antiseptiques modificateurs s'il est utile. Au surplus n'avons-nous pas trouvé des observations dans lesquelles la suture complète faite sur une vessie infectée (Leguen) a fourni une réunion immédiate et sans accidents ?

En somme la suture présente sur le drainage chez les enfants des avantages incontestables. Elle est d'une pratique relativement facile. Au point de vue des guérisons, les résultats sont les mêmes que ceux du drainage et tendent chaque jour à devenir supérieurs. Quant à la durée du traitement elle est considérablement réduite.

Après l'exposé de nos observations, nous décrirons certains détails de technique opératoire qui nous ont paru intéressants à mentionner et nous discuterons la conduite suivie pour mieux en voir les avantages et nous rendre compte si elle ne pourrait pas subir encore quelques heureuses modifications.

OBSERVATIONS

Observation I (*inédite*)

Calcul vésical chez un enfant de huit ans. — Cystotomie sus-pubienne avec suture immédiate de la vessie. — Guérison en seize jours.

D.... Michaël, âgé de huit ans, entre, le 5 novembre 1897, dans le service de la clinique de M. le professeur Curtillet.

Antécédents. — L'enfant n'a jamais eu aucune maladie et vit au grand air.

Le début de son affection actuelle paraît remonter à un an environ. A cette époque, durant l'hiver, il éprouva tout à coup en urinant une vive douleur qui reparut dès lors à chaque miction. Elle siégeait à la racine de la verge sans irradiations dans les membres inférieurs, et était réveillée ou exaspérée par la marche, la course ou les cahots d'une voiture.

Outre cette douleur le petit malade éprouvait de fréquentes envies d'uriner et présentait de l'incontinence. Les mictions au nombre de dix environ dans la journée tombaient à cinq ou six pendant la nuit.

A une certaine époque qu'il nous a été impossible de préciser, l'enfant a eu des hématuries accompagnées de petites crises de rétention pendant plusieurs jours. Elles n'ont plus reparu depuis lors.

Les douleurs devenant plus vives et les mictions plus

fréquentes l'enfant fut amené à l'hôpital où le diagnostic de calcul vésical fut confirmé par le toucher rectal et l'exploration au cathéter métallique.

Opération le 13 novembre. — Injection de 100 grammes d'eau boriquée dans la vessie, et on place dans le rectum un pessaire de Gariel que l'on distend très légèrement.

Le globe vésical apparaît nettement alors au-dessus de la symphyse. Incision longitudinale de cinq à six centimètres sur la ligne blanche.

Les muscles pyramidaux formant avec les droits une boutonnière musculaire résistante on place entre les lèvres la pince-écarteur de Collin.

Le péritoine descendait assez bas vers la symphyse : on le remonte avec le doigt et on fait à la vessie une incision de 2 centimètres environ.

Extraction du calcul du volume d'une grosse noisette, de couleur fauve, d'aspect mûriforme, très dur.

M. le professeur Curtillet pratique ensuite la suture de la vessie à deux plans par points séparés, faite au catgut stérilisé par le procédé de Robert. Le premier plan est perforant.

Ces sutures sont assez difficiles, en raison de la friabilité de la muqueuse vésicale. L'écarteur de Collin a rendu un grand service en découvrant admirablement le champ opératoire.

Les muscles abdominaux sont suturés au gros catgut excepté à la partie inférieure où on laisse le passage d'un gros drain, et on met à ce niveau un fil métallique d'attente. Sutures de la peau et sonde à demeure.

Suites. — 14 novembre. — Température 38°. La sonde fonctionne bien, l'état général est satisfaisant ; les urines sont claires.

15 novembre. — Température 37° 5. Rien de particulier.

19 novembre. — Ablation de la sonde un peu incrustée. Enlèvement du drain qui est remplacé par une mèche de gaze iodoformée.

21 novembre. — La mèche de gaze est retirée et on serre le fil métallique d'attente.

26 novembre. — La réunion est complète, le malade urine normalement et sans aucune douleur.

Il quitte le service.

Observation II (inédite)

Calcul vésical chez un enfant de onze ans, cystite. — Taille hypogastrique avec suture totale de la vessie. — Guérison en dix-huit jours.

Mabdi Amokran ben Areski, onze ans, entre le 6 décembre 1897 à la clinique des enfants de M. le professeur Curtillet.

Antécédents. — A l'âge de neuf mois cet enfant a eu pendant quelques jours des accidents qui se sont caractérisés par une rétention d'urine ou peut-être par une crise d'anurie, l'enfant étant resté pendant vingt-quatre heures sans émettre la moindre quantité d'urines. Jusqu'à l'âge de cinq ans on n'observa plus aucun accident. Mais à ce moment-là il commença à ressentir à la vessie de légères douleurs augmentées par la marche et les cahots de voiture. Surtout depuis quelques mois ces douleurs devenaient intolérables, le jeune malade urine douze à quinze fois le jour et presque autant la nuit. A chaque miction il porte les mains à son périnée qu'il comprime fortement et se plaint beaucoup. Il n'a jamais eu d'hématurie Il se décide à entrer à l'hôpital où on l'examine sous le chloroforme.

Le calcul fut très difficile à sentir par l'exploration au cathéter métallique. Ce n'est qu'après un examen très long fait dans une vessie successivement distendue, vidée à moitié, puis enfin entièrement et au moment où on allait cesser les recherches que la sensation de contact a été fournie. Détail important; le malade a fait récemment un séjour dans un petit hôpital d'Algérie, où il a été pendant trois semaines soumis à des injections soit uréthrales soit vésicales au moyen de sondes; le diagnostic de cystite blennorrhagique ayant été porté. C'est peut-être à cette époque qu'il faut faire remonter la présence d'un trouble notable dans les urines. Elles laissent, en effet, actuellement un dépôt assez abondant.

Opération le 7 décembre 1897. — Incision de 6 centimètres environ après lavage de la vessie à l'acide borique et à la solution de nitrate d'argent à 1/500 ; puis injection de 100 gr. d'eau boriquée. Le pessaire Gariel avait été placé dans le rectum et légèrement distendu. Le cul-de-sac péritonéal descend assez bas ; il est nécessaire de le décoller et de le remonter avec le doigt.

La vessie est incisée sur une longueur de 3 cent. 1/2 et l'écarteur de Collin ayant été placé on retire le calcul gros comme une petite amande. Grâce à la pince dont les valves sont fortement écartées, la vessie vient en quelque sorte faire hernie au dehors et la suture est très facile.

Premier surjet au catgut à points perforants.

Deuxième surjet à la Lembert, fait également au catgut sur la tunique musculaire.

Les sutures ont été faites avec une aiguille de Reverdin de grosseur moyenne. Après avoir suturé les muscles par un surjet au catgut et la peau avec des fils métalliques on place deux drains à la partie inférieure de l'orifice et on laisse au niveau de l'orifice de drainage un fil métallique d'attente.

Suites. — 8 décembre. — Nuit agitée, urines légèrement colorées en rouge. Temp. 37°. Régime lacté.

9 décembre. — Urines presque normales, beaucoup moins rouges. Alimentation légère.

10 décembre. — Coloration sanguine complètement disparue. Le malade mange de bon appétit et dort bien ; mais langue saburrale. Purgatif léger.

11 décembre. — Légère hématurie. Température 38°8.

12 décembre. — L'hématurie continue ; la température monte à 39°6. On ordonne 50 centigr. de quinine et on enlève

le pansement pour rechercher les causes de la température élevée que présente le malade. La plaie a très bon aspect. Mais dans la crainte de laisser dans la profondeur un commencement de suppuration ou d'infiltration on fait sauter les fils métalliques réunissant la peau pour examiner les plans profonds. On ne trouve qu'un peu de sang infiltré sous la peau mais pas de traces de pus ou de liquides quelconques. On est donc obligé d'attribuer la fièvre a une infection d'origine intra-vésicale.

Il est probable, étant donné la nature des urines avant l'opération, que le plan des sutures profondes a été infecté et a cédé sur une certaine étendue ce qui expliquerait la présence du sang dans les urines depuis deux jours, coïncidant avec une élévation de température. On fait un léger lavage de la vessie à l'eau boriquée et dans la crainte de voir céder la suture tout entière on maintient les drains abdominaux, et on change la sonde à demeure.

13 décembre. — Température tombée à la normale. Le sang a entièrement disparu mais les urines restent troubles. La plaie abdominale est toujours en parfait état.

15 décembre. — Injection d'eau boriquée dans la vessie, changement du pansement.

16 décembre. — Le malade va très bien. On enlève la sonde après avoir fait un lavage au nitrate d'argent à 1/500 pour modifier le léger degré de cystite que présente le malade et qui se manifeste toujours par un état assez trouble des urines.

17 décembre. — L'enfant a très bien uriné depuis l'ablation de la sonde, tout d'abord toutes les heures environ puis toutes les deux ou trois heures. Ce matin les urines sont claires mais il y a encore une légère douleur à la fin de la miction.

18 décembre — Pas de fièvre ; il urine toutes les trois heures environ.

19 décembre. — Ablation des drains.

25 décembre. — Réunion complète.

Réflexions. — En présence de l'accident que nous avons

relaté dans cette deuxième observation, on s'est demandé si le surjet pour la suture muqueuse n'était pas inférieur à la suture par points séparés.

Dans un surjet, en effet, les tissus sont serrés sur toute la longueur de la suture, ils sont par conséquent dans des conditions plus favorables à la mortification, surtout lorsque la ligne de suture est en contact avec des urines infectées. Dans la suture par points séparés, au contraire, les lèvres de la plaie échappent à la constriction des fils dans l'intervalle des points.

Observation III (inédite)

Calcul vésical chez un enfant de quatre ans. — Taille hypogastrique avec suture totale de la vessie. — Guérison en dix-neuf jours

Louis Henry, âgé de quatre ans, né à Mustapha, entré le 9 mars 1898 à la clinique des enfants de M. le professeur Curtillet.

A. H. — Père et mère bien portants. Sur cinq enfants deux sont morts en bas âge, les trois autres sauf notre sujet sont bien portants.

A. P. — Enfant délicat, né avant terme ; il a eu à six mois une bronchite puis peu après la coqueluche. A neuf mois il eut une otite moyenne avec abcès de la région mastoïdienne.

Il y a huit mois, survint une nouvelle bronchite dont il n'est pas encore complètement guéri à son entrée à l'hôpital, c'est à cette époque qu'il a commencé à se plaindre de la vessie, urinant avec efforts et douleurs. Le besoin d'uriner est presque constant.

Le malade présente parfois de l'incontinence. Les mictions sont lentes et pénibles, il fait de violents efforts, « le fondement lui sort », dit la mère.

Pas d'hématurie. Les douleurs ne paraissent pas exagérées par la marche ou la vitesse, à son entrée il présente de la fièvre, température 39°2.

Examen le 11 mars. — On ne sent rien à la palpation hypogastrique. L'urèthre est petit, on pratique néanmoins l'exploration au cathéter métallique. Dans les mouvements de la sonde on ne sent que les irrégularités de la muqueuse vésicale, mais il est impossible de rencontrer le corps étranger. On injecte à plusieurs reprises de l'eau boriquée tiède. Par le toucher rectal on ne perçoit rien non plus, et ce n'est qu'au moment de retirer la sonde que le contact du calcul est enfin fourni, donnant la sensation caractéristique. Température : 39°8. Urines normales.

En raison de cette élévation de température on suspend l'opération. On ne sait à quoi l'attribuer.

On ne peut la mettre sur le compte de l'exploration, la température ayant été au-dessus de la normale dès l'entrée de l'enfant, chose que la sœur du service avait omis de nous communiquer.

Dans les jours suivants la fièvre ayant complètement cessé, le malade est opéré le 19 mars.

Opération. — Pessaire de Gariel dans le rectum et injection d'une certaine quantité d'eau boriquée dans la vessie. On incise sur la ligne médiane la paroi abdominale, puis la vessie sur une longueur de 1 1/2 à 2 centimètres environ. On place l'écarteur de Collin. L'extraction du calcul gros comme une noisette est facile. M. le professeur Curtillet procède ensuite à la suture de la vessie. Premier surjet au catgut et à points perforants sur la muqueuse après avoir légèrement raclé l'épithélium pour favoriser la réunion ; deuxième surjet également au catgut pour le plan musculaire et trois ou quatre points en surjet sur les plans celluleux prévésicaux pour consolider les deux premières sutures ; des efforts violents de vomissement du patient ayant fait sourdre un peu de liquide, on place un drain prévésical. La réunion de la plaie abdominale est faite par un surjet au gros catgut. Suture de la peau par des fils métalliques, dont deux sont placés comme fils d'attente à la partie inférieure de l'incision. Sonde à demeure.

Suites. — Le 18 mars, température normale. L'urine s'écoule claire par la sonde à demeure. Mais le soir élévation subite de la température à 40°.

19 mars. — Température 38° matin, 39°4 soir.

20 mars. — Température 38°6 matin, urine claire non sanguinolente, soir 39°3.

22 mars. — Température 38°7. On enlève la sonde à demeure. L'urine s'écoule normalement par l'urèthre. En même temps on fait sauter tous les points de suture de la peau à cause de la présence d'un peu de pus. Pansement à plat.

23 mars. — On enlève le drain prévésical. Un peu de pus séreux arrive de la profondeur. On met dans l'orifice occupé par le drain une mèche de gaze stérilisée. Pansement. Température 37°6.

4 avril. — Le malade sort du service. Sa plaie est cicatrisée depuis quelques jours.

Réflexions. — La température s'est élevée après l'opération comme à l'entrée du malade sans altération de l'état général, sans douleurs abdominales, sans accidents du côté de la vessie. Les urines se sont toujours écoulées très claires par la sonde. Il y a eu un peu d'infection superficielle ayant nécessité l'ablation des points de suture de la peau. Mais la plaie vésicale est certainement restée indemne puisque aucun trouble vésical n'a été observé, puisque la sonde a pu être enlevée sans inconvénients le sixième jour et qu'aucune trace d'urine n'est apparue sur le trajet du drain.

La température peut s'expliquer par cette légère infection au niveau de la suture superficielle ou bien par la même cause qui avait provoqué déjà une élévation de la température à l'entrée du malade dans le service.

A nos observations personnelles nous en ajouterons quelques autres parues récemment dans la littérature médicale et qui n'ont pas encore été réunies dans un travail d'ensemble. Nous laisserons de côté celles qui ont été publiées dans des thèses antérieures.

OBSERVATION IV (*résumée*)

Extraite du *Lyon médical* 1894. — Opération de M. le Dr Phélip.
Taille hypogastrique chez un calculeux, âgé de sept ans. — Aucun
drainage de la vessie largement incisée et suturée en totalité. —
Mictions consécutives accomplies sans sonde au moment des
besoins réguliers et espacés. — Guérison en dix jours.

Il s'agit d'un enfant de sept ans, opéré à la maison de santé
de Sainte-Marthe, le 27 janvier 1894.

Troubles vésicaux depuis l'âge de trois ans. Depuis quatre
mois incontinence constante d'urine et phénomènes douloureux.

Pas d'hématuries. Le calcul constaté au cathéter et au palper
est extrait le 27 janvier 1894, par la taille hypogastrique.

Pas de ballon de Petersen. Injection de 80 grammes d'eau
dans la vessie. Le péritoine est refoulé avec le doigt et la face
antérieure de la vessie mise à nu sur une longueur de 5 centimètres. Incision vésicale de 5 centimètres. Pas de pince sur les
lèvres de la paroi vésicale, mais on passe dans chacune d'elles
un fil suspenseur en soie forte. Calcul de 3 centimètres de long
sur 2 d'épaisseur.

Sonde de Pezzer. Suture totale de la vessie faite au catgut n° 0
avec des aiguilles de Hagedorn ; sutures à points séparés des
deux lèvres de la plaie vésicale en traversant toute la paroi.

Pas de second plan de suture. 5 points séparés au catgut pour
les muscles, 6 points au crin de Florence comprenant toute
l'épaisseur de la paroi ; 4 points comprenant seulement la
peau.

Drain à la partie inférieure et mèches de gaze iodoformée
allant jusqu'au contact de la vessie. Pansement.

Suites. — Deux heures après la sonde ne fonctionnant pas
bien est retirée, l'enfant urine immédiatement seul.

La sonde n'est pas replacée, on se contente de faire uriner
l'enfant toutes les deux heures, ou du moins chaque fois qu'il
en sentira le besoin.

Le 30 janvier. — La gaze est enlevée et le drain raccourci.

Le 4 février. — Enlèvement du drain.

Le 12 février. — L'enfant sort complètement guéri.

OBSERVATION V (résumée)

(In *Revue médicale de l'Est*, 1897). — Opération de M. le Dr Froelich. Calcul de la vessie chez un enfant de trois ans, traité par la taille hypogastrique, avec suture de la vessie, et suivie de guérison.

Depuis un an l'enfant souffrait de crises douloureuses qui survenaient plusieurs fois chaque heure et chaque fois suivies de l'émission de quelques gouttes d'urine. Depuis six mois incontinence vraie. Pas d'hématurie, calcul facilement constaté par les moyens ordinaires d'exploration.

Taille hypogastrique sans ballon de Petersen, sans injection d'eau dans la vessie. Le péritoine descend jusqu'à la symphyse, mais se laisse facilement récliner. Calcul en sablier 4 cent. 1/2 sur 3 cent. 1/2 de large, enclavé. Suture de la vessie avec 5 fils de soie par simple juxtaposition de la tranche vésicale ; suture de la paroi abdominale au crin de Florence, avec un petit drain à l'angle inférieur.

Sonde à demeure, celle-ci est enlevée le cinquième jour. A aucun moment l'urine ne s'écoula par la plaie abdominale.

Le onzième jour guérison complète. L'incontinence avait cessé et les crises douloureuses aussi.

OBSERVATIONS VI et VII (résumées)

(In *Revue médicale de l'Est*, 1895). Opération de M. le professeur Gross

1° Enfant de quatorze ans souffrant de la vessie depuis l'âge de six ans et ayant présenté en dernier lieu de l'hématurie. Calcul de 5 centimètres de diamètre, extrait par la taille hypogastrique, le 28 janvier 1896.

Le calcul en raison de son volume ayant fort maltraité la vessie, celle-ci ne fut pas suturée, mais drainée et ce drainage entraîna des accidents d'infiltration par passage de l'urine le long des parois du drain.

La guérison ne s'effectua qu'à la fin de mai, c'est-à-dire après plus de quatre mois.

2° Enfant de neuf ans, ayant déjà rendu une petite pierre à l'âge de deux ans et qui avait présenté les symptômes des affections calculeuses chez les enfants, mais sans hémorragies, calcul mesurant respectivement 2, 3, 4 centimètres de diamètre extraits par la taille hypogastrique le 16 mai 1896.

La vessie fut immédiatement suturée. L'enfant sortit guéri le 2 juin, c'est-à-dire au bout de quinze jours.

OBSERVATION VIII (résumée)

(In *Archives médicales de Toulouse*, février 1898)
Opération de M. le Dr Jeannel

Enfant de sept ans. La maladie a débuté il y a un an et a été marquée par des douleurs dans la région hypogastrique; l'enfant jouait moins volontiers. La miction d'abord douloureuse et difficile devenait peu à peu constante. L'urine coulait successivement à plein jet, puis goutte à goutte et nouveau à plein jet. Parfois même il y avait des arrêts brusques bientôt suivis de reprise. Incontinence d'urine. Au mois d'août un petit calcul fut éliminé.

L'examen démontra la présence d'un calcul de la grosseur d'une noix.

Taille hypogastrique. Injection de 100 grammes d'eau dans la vessie. 2 fils suspenseurs. Extraction du calcul. Sonde à demeure. Guérison rapide.

CRITIQUES ET MODIFICATIONS
APPORTÉES AU MANUEL OPÉRATOIRE DE LA SUTURE
DE LA VESSIE

Cet exposé fait nous allons revenir à la pratique de la suture afin d'essayer de fixer différents points du manuel opératoire.

Nous allons surtout discuter la question de l'utilité de la distension rectale et examiner les moyens les plus propres à rapprocher la vessie de la plaie superficielle sans l'aide de fils suspenseurs et à rendre le temps de la suture aussi facile que possible. C'est dans ce but que

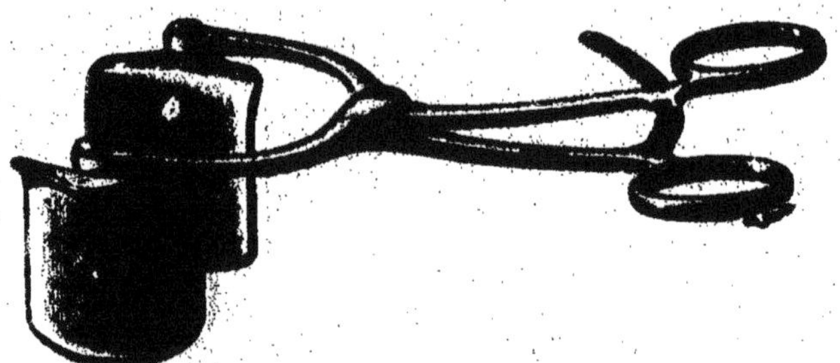

Fig. 1. — Écarteur à deux valves de Collin

dans ce chapitre nous proposons un instrument, l'*écarteur à deux valves*, de Collin. qui nous a paru répondre très bien à ces desiderata.

C'est une sorte de pince. munie de valves et d'une longue crémaillère, permettant de fixer l'instrument au degré d'écartement voulu. Nous l'avons employé

L. BONNARD.

5

dans trois cas dès que le calcul a été extrait et que nous avons voulu procéder à la suture vésicale. A partir de ce moment le chirurgien pourrait opérer seul; il n'a besoin d'aucun aide.

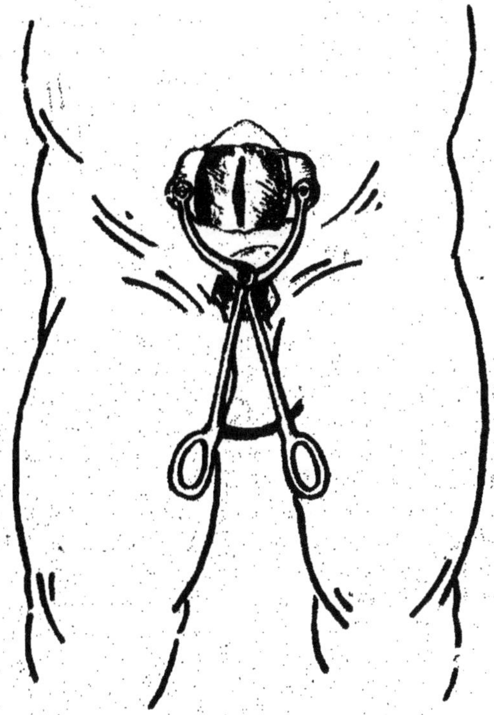

Fig. 2. — Écarteur de Collin mis en place

La vessie non seulement se présente au dehors, mais est immobilisée par l'instrument; le champ opératoire est largement dé couvert.

Nous distinguerons cependant, pour ce qui est du manuel opératoire de la suture, deux catégories de malades car nous croyons que l'on peut, dans certains cas, se passer de tout instrument.

1° Chez les enfants très jeunes jusqu'à deux ou trois ans, la vessie est absolument en contact avec la paroi abdominale.

Les anses intestinales, placées dans le cul-de-sac recto-vésical la repoussent en avant aussi sans aucune distension rectale, la suture est très facile.

2° Chez les enfants plus âgés, à partir de quatre ans, nous avons trouvé que la distension rectale, faite de préférence avec un pessaire de Gariel, projetait la vessie en avant et était utile à cause des facilités qu'elle donne pour faire une suture parfaite de la vessie.

Nous ne disons pas qu'elle est absolument indispensable, mais elle facilite cependant beaucoup ce temps opératoire. Nous nous en sommes rendu compte dans nos trois opérations où, ainsi que nous l'avons dit, nous nous sommes toujours servi de notre écarteur en même temps que du pessaire de Gariel, et dans trois expériences cadavériques que nous allons rapporter.

Première expérimentation

Il s'agit d'un enfant de deux ans et demi, le ventre est ballonné, les anses intestinales fort distendues ; nous trouvons une vessie fusiforme, très apparente, tout à fait abdominale.

Après une injection de 60 grammes d'eau dans la vessie, nous trouvons le cul-de-sac péritonéal très haut. Le ballon ou le pessaire ne sont pas utiles en pareil cas. La suture est extrêmement facile sans leur secours et même sans le secours de la pince de Collin.

Il faut cependant tenir compte de ce que les anses intestinales distendues refoulent fortement la vessie en avant mettant ainsi dans de meilleures conditions opératoires.

Deuxième expérimentation

ENFANT DE CINQ ANS MORT DE MÉNINGITE

1° La vessie, complètement vidée par l'aspiration, ne dépasse guère la symphyse.

Le péritoine l'entoure presque complètement.

2° Injection de 100 grammes d'eau. La vessie remonte à 5 centimètres et le cul-de-sac à 3 cent. 1/2 au-dessus de la symphyse.

La vessie fait une forte saillie et pour la taille le ballon de Pétersen est inutile. Celui-ci étant mis dans le rectum et distendu fortement, a des tendances à se mettre en rapport avec la paroi abdominale au-dessus de la vessie comme le démontre M. Mayet. Il fait néanmoins fortement bomber la vessie en avant. Le pessaire de Gariel ne dépasse pas la vessie, n'a pas l'inconvénient du ballon et fait faire une plus forte saillie.

3° L'incision vésicale faite, la vessie descend un peu derrière la symphyse. Néanmoins, grâce au pessaire, la suture est encore possible sans fils suspenseur, mais elle devient très facile par l'application de la pince-écarteur qui supprime tout aide.

A la rigueur, avec la pince seule la suture serait encore possible, mais elle est facilitée par la distension rectale.

Si on supprime pince et pessaire la suture est impossible ou du moins très difficile.

Troisième expérimentation

ENFANT DE CINQ ANS

Vessie vide : cul-de-sac au niveau de la symphyse.

Après injection de 90 grammes d'eau la vessie s'élève et le cul-de-sac remonte à 4 centimètres. Pour le pessaire et la pince nos remarques sont absolument les mêmes que dans l'observation précédente.

En somme nous voyons par nos observations et nos expériences que la distension rectale est d'une réelle utilité pendant le temps de la suture ; mais au lieu d'employer le ballon de Pétersen auquel on a reproché à juste titre de proéminer au-dessus de la vessie et de faire courir le risque d'ouvrir le rectum, nous préférons un simple pessaire de Gariel de petites dimensions. Celui-ci a en effet une forme globuleuse qui lui permet de distendre régulièrement l'ampoule rectale et de refouler la vessie en avant, tandis que grâce à sa partie allongée et à la concavité de son bord antérieur qui embrasse la partie inférieure de la vessie, le ballon de Pétersen a sa partie globuleuse placée très haut et dépassant parfois le sommet de la vessie.

On a reproché à la distension rectale certains accidents tels que la déchirure du rectum ; nous persistons néanmoins à croire que l'emploi très prudent d'un pessaire de petit volume non distendu mais simplement déplissé par une petite quantité de liquide, ne présente aucun danger, et dans notre seconde catégorie de malades, nous répétons qu'il nous a rendu un réel service.

Le procédé du doigt introduit dans le rectum suivant l'idée de MM. Tédenat et Forgue est loin d'être aussi pratique ; une fois vidé il ne soulèverait plus uniformément la vessie pour la suture. Puis c'est une opération longue, de sorte que ce procédé deviendrait impossible et gênant pendant toute sa durée.

Nous tenons à nous passer de fils suspenseurs pour éviter des perforations inutiles. Surtout lorsque les parois de la vessie sont un peu altérées et que l'on n'a pas avec soi un aide exercé, les tiraillements pourraient amener de petites déchirures qui ne seraient pas sans inconvénient.

Nous croyons nous être suffisamment étendu sur l'utilité de la distension rectale et de l'écarteur de Collin, précieux adjuvants de la suture : nous allons donc étudier maintenant les moyens d'obtenir une suture solide et exempte de dangers.

On a vu dans nos observations que la suture de la vessie avait toujours été faite par deux plans de catgut.

Dans le premier cas elle a été faite par points séparés, dans les deux autres opérations, par des sujets.

M. Albarran et la plupart des auteurs recommandent aujourd'hui les points séparés, au moins pour le premier plan. M. le professeur Curtillet s'en est, en effet, très bien trouvé dans sa première opération.

L'accident relaté dans notre deuxième observation nous a fait défier des surjets.

En effet dans un surjet les tissus sont serrés sur toute la longueur de la suture et les tissus en contact sont dans de moins bonnes conditions pour la réunion *per primam* ; surtout si la ligne de suture est en contact avec des urines infectées.

Dans la suture par points séparés au contraire. les lèvres de la plaie échappent à la constriction des fils dans l'intervalle des points. Celle-ci nous paraît donc préférable au moins pour le premier plan.

On n'a jamais eu à faire au catgut les reproches que l'on peut faire aux fils de soie de s'incruster et de pouvoir devenir l'origine de nouveaux calculs.

Le deuxième plan doit être également fait au catgut, de façon à adosser la paroi à la Lembert.

Certains auteurs ne font qu'un seul plan ; nous estimons que c'est peu prudent. Cette diminution sur la durée de l'opération ne peut être qu'au détriment de l'herméticité de la suture.

Un point important pour le résultat c'est qu'il faut être absolument sûr de l'asepsie et de la solidité du catgut employé. Celui dont nous nous sommes servi dans nos trois opérations est le catgut de Robert, stérilisé dans le service même au moyen des vapeurs d'alcool absolu dans les petits autoclaves de Robert.

Il réalise une suture solide et il ne perd rien de sa souplesse et de sa solidité par cette stérilisation.

On ne saurait trop le recommander car il donne une suture parfaite, solide. à fils résorbables dans le temps juste nécessaire.

La vessie suturée, se pose la question du drainage prévésical sur laquelle nous nous sommes déjà expliqué.

De l'avis de tous ou presque tous les opérateurs c'est une excellente mesure de prudence qui ne retarde pas sensiblement la guérison définitive. Nous le croyons donc utile pendant plusieurs jours ; la vessie peut être, en effet, légèrement infectée par des explorations antérieures.

L'espace prévésical peut alors être contaminé par le contact des urines au moment de l'incision vésicale, et si on la ferme entièrement, on risque la suppuration et l'infection de la ligne de suture vésicale.

Nous avons vu aussi que très souvent un léger suintement se produit qui, avec le drainage, n'a aucun inconvénient, mais qui, sans lui, pourrait être la cause de petits abcès qui, sans être bien graves, n'en retarderaient pas moins la guérison, faisant perdre ainsi à la suture un de ses principaux avantages.

On peut d'ailleurs ne laisser que le passage du drain et y placer un fil métallique d'attente que l'on serrera au bout de deux ou trois jours s'il n'y a aucune tendance à la suppuration.

Pour la sonde à demeure, on en a placé une dans chacune de nos opérations ; nous n'avons d'ailleurs pas trouvé à cela de bien grandes difficultés.

Les auteurs reprochent à la sonde, chez les enfants, la difficulté de sa fixation, en raison de l'absence des poils du pubis, du peu de développement du gland, de la mobilité du prépuce. Chaque fois nous avons fixé la sonde au pansement par quelques fils et elle a été très bien tolérée.

Certains chirurgiens s'en passent faisant ainsi une cystotomie idéale.

Monroë Thomas, Lindner sont les premiers qui ont eu recours à ce procédé ; M. Forgue le recommande dans son récent traité de thérapeutique médico-chirurgicale.

Nous avons rapporté également l'observation de M. ...élip, mais les observations se comptent. Nous n'avons pas une expérience suffisante de la suppression de la sonde et il est difficile de se prononcer maintenant.

Mais la sonde, sous une bonne surveillance et retirée en temps utile, a, jusqu'ici, donné toutes les garanties désirables.

CONCLUSIONS

De l'ensemble de ce travail, nous pouvons conclure
que :

I. — L'existence d'un calcul reconnue chez un enfant.
le chirurgien aura le choix entre la lithotritie rapide et la
taille sus-pubienne. La lithotritie sera rarement indiquée,
ne convenant que dans les cas de calcul petit et unique.
La taille hypogastrique s'appliquera à tous les cas, étant
facile et à la portée de tous. elle est l'opération de
choix.

II. — Chez l'enfant, après la taille, la suture totale de la
vessie doit être la règle, et le drainage l'exception.

III. — Le drainage ne conviendrait que dans les cas de
vessies tout-à-fait infectées, ou de cystite intense. ce qui
est rare chez les enfants.

IV. — La distension rectale, inutile pour la taille, est
utile pour la suture excepté chez les tout jeunes enfants.
On la fera avec un pessaire de Gariel, légèrement déplissé.

V. — Nous conseillons l'emploi de l'écarteur de Collin, qui supprime un aide en écartant fortement les bords de la plaie abdominale et qui amène la vessie sous les doigts de l'opérateur.

VI. — Les sutures doivent être faites en deux plans ; le premier par points séparés, perforant la muqueuse, le deuxième à la Lembert, indifféremment à points séparés ou en surjet.

Le catgut, si on est sûr de son asepsie, devra être préféré à la soie. Le catgut, stérilisé dans les vapeurs d'alcool absolu, au moyen des petits autoclaves de Robert que nous avons employés, présente toutes les qualités désirables d'asepsie, de souplesse et de solidité.

VII. — Le drainage prévésical est utile au moins pendant les deux premiers jours, c'est-à-dire jusqu'au moment où on peut être tranquille sur l'herméticité de la suture et l'absence d'infection de la cavité de Retzius. Le fil d'attente, que l'on peut placer au niveau du drain, permettra d'ailleurs, au bout de deux jours, d'obtenir une réunion immédiate secondaire qui donnera une guérison totale aussi rapide que l'absence de drainage.

VIII. — Nous considérons la sonde à demeure, ainsi que le drainage prévésical, comme une sorte de moyen préventif des accidents qui pourraient survenir à la suture vésicale. Son emploi pendant les premiers jours ne nous a pas paru présenter de réels inconvénients.

Mais en tenant compte des excellents résultats obtenus

par les chirurgiens qui n'en ont pas fait usage. nous croyons que la suppression de la sonde pourra être tentée lorsque cette méthode sera consacrée par une plus longue expérience.

BIBLIOGRAPHIE

ALBARRAN . . . . Indications et manuel opératoire de la taille hypogastrique, *Annales des maladies des org. génito-urinaires*, 1893, p. 81.

— Sur la réunion complète par première intention après la taille hypogastrique dans les tumeurs de la vessie, in *Annales*, décembre 1891, p. 834.

COURTIN . . . . Cystotomie sus-pubienne chez un enfant, in *Annales*, 1893, p. 75.

LEGUEU . . . . De la suture primitive de la vessie après la taille hypogastrique, in *Gazette des hôpitaux*, 14 juillet 1892.

MAYET . . . . La vessie de l'enfant. Tailles et litho-tritie, thèse de Paris 1897.

DELBET . . . . Anatomie chirurgicale de la vessie, thèse de Paris.

CLADO . . . . Traité des tumeurs de la vessie (1895).

NICOLICH . . . . De la suture de la vessie, *Wiener Med. Presse*, 23 mars 1894.

SOREL . . . . De la suture totale de la vessie, in *Archives provinciales de chirurgie*, III.5.

NADAUD . . . . De la suture immédiate de la vessie, thèse de Bordeaux, 1895.

POLINKA . . . . L'épicystotomie chez l'enfant avec suture de la vessie, *Riforma medica* 20 février 1895.

DIETZ. . . . . Étude clinique et expérimentale sur la suture de la vessie après la taille hypogastrique, thèse de Paris, 10 juillet 1890.

GUYON. . . . . Sur la fermeture de la plaie vésicale après la taille hypogastrique, in *Annales des mal. des org. génito-urinaires*, 1891, p. 525.

GORDON . . . . De la taille hypogastrique chez l'enfant, thèse de Paris, 1891.

DURET . . . . Taille hypogastrique et suture primitive de la vessie chez les enfants, in *Journal des sc. méd. de Lille*, 30 mai 1890.

DELEFOSSE. . . . . De la suture vésicale, in *Annales des mal., etc.*, octobre 1891.

DE VLACCOS . . . . De la suture primitive de la vessie à la suite de la taille hypogastrique, thèse de Paris, 1891.

DUMONT . . . . Thèse de Paris, 1892.

ROMM. . . . . Technique de la taille sus-pubienne avec suture vésicale, *Deuts. Zeit. f. Chir.* XLIV, p. 572.

ALBERTIN. . . . . Taille hypogastrique pour calcul de la vessie de l'enfant, *Lyon médical*, 28 novembre 1897 et 29 mai 1898.

ARQUÉ. . . . . De la taille hypogastrique chez les enfants, thèse de Montpellier, 1897.

POUSSON . . . . Affections chirurgicales des org. génito-urinaires, 1897 (O. Doin, éditeur).

CHALOT. . . . . Traité de médecine opératoire, 1897.

FORGUE et RECLUS . . . Traité de thérapeutique médico-chirurgicale, 1898.

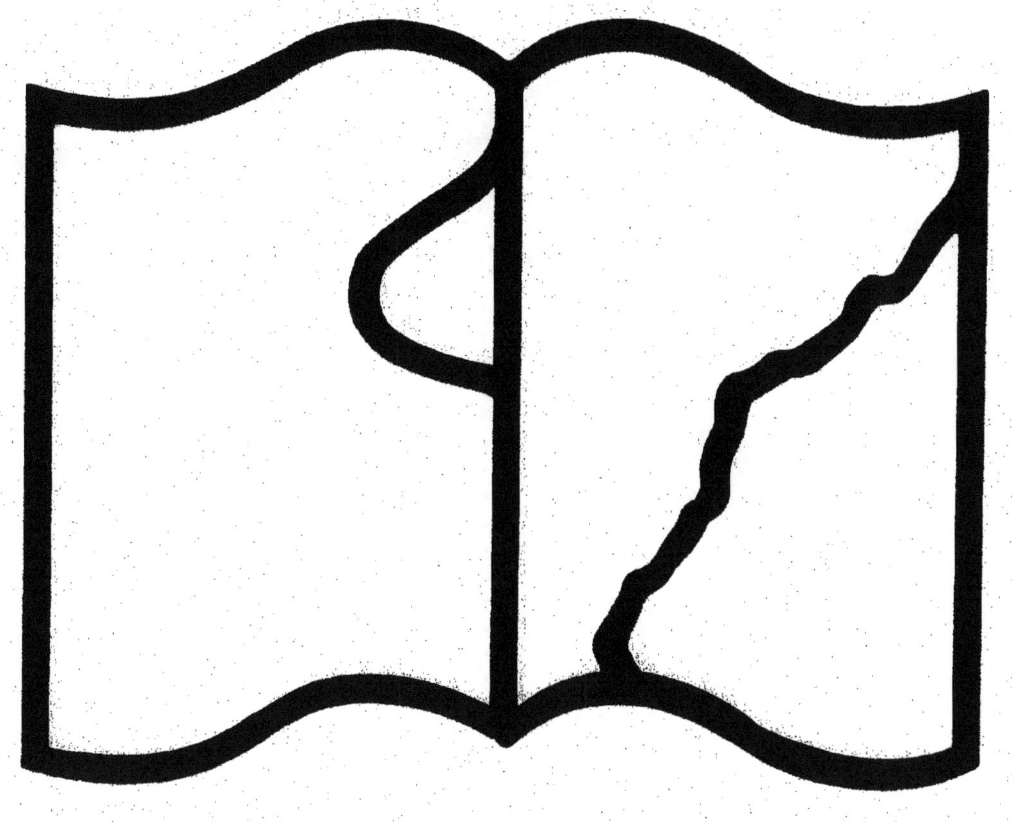

Texte détérioré — reliure défectueuse

NF Z 43-120-11

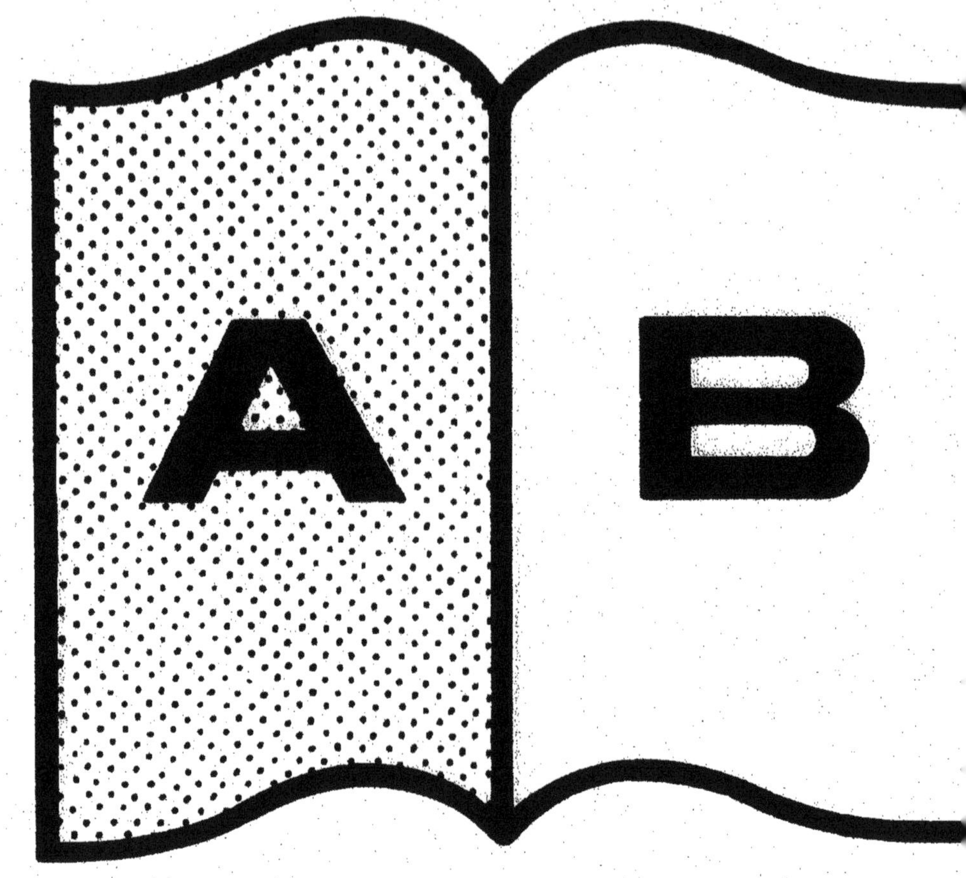

A
B

www.ingramcontent.com/pod-product-compliance
Ingram Content Group UK Ltd.
Pitfield, Milton Keynes, MK11 3LW, UK
UKHW020024080726
13614UKWH00004B/1538